RAPPORT

De la Commission chargée de l'examen du travail
de M. WARIN

RELATIF A LA CRÉATION

D'UN

ÉTABLISSEMENT D'ALIÉNÉS

DANS LE DÉPARTEMENT

PAR

M. le Dr MICHAUX

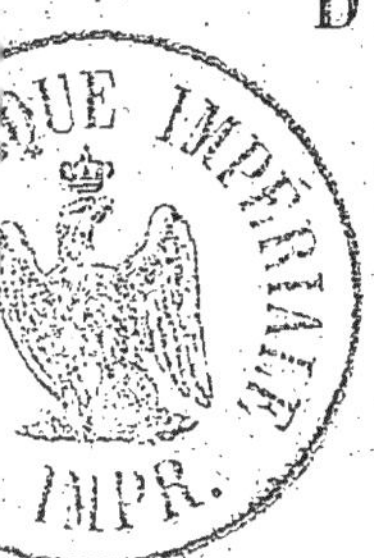

(Extrait de l'Exposé des Travaux de la Société des Sciences médicales du département de la Moselle, année 1868-1869)

METZ

IMPRIMERIE ET LITHOGRAPHIE DE JULES VERRONNAIS

1869

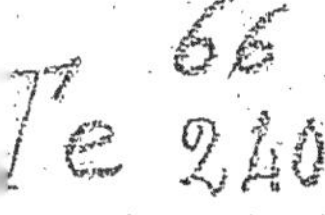

RAPPORT

De la Commission chargée de l'examen du Travail de M. WARIN

RELATIF A LA CRÉATION D'UN

ÉTABLISSEMENT D'ALIÉNÉS

DANS LE DÉPARTEMENT

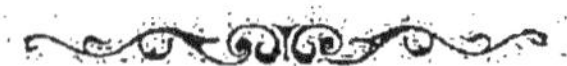

MESSIEURS,

Lors de notre dernière réunion, l'un de nos honorables collègues, M. le docteur Warin, vous a donné lecture d'un travail ayant pour but de démontrer l'opportunité et l'utilité pour notre département, de la création d'un asile spécial pour les aliénés, et a, en même temps, sollicité votre avis sur cette question, l'une des plus graves à coup sûr et des plus dignes d'intérêt qui puisse être soumise à votre examen approfondi et à votre sérieuse discussion. Fidèle à ses traditions constantes, et jalouse de ne laisser échapper aucune occasion d'être utile à ses concitoyens, votre compagnie, Messieurs, s'est empressée de prendre en considération la proposition qui lui était faite : elle a immédiatement nommé une commission composée de MM. Warin, Didion et Michaux, à l'effet d'étudier la question : c'est le résultat de ses travaux que, chargé par nos confrères du périlleux honneur de porter la parole en leur nom, je viens vous apporter aujourd'hui.

Des différentes faces sous lesquelles demanderait à être examinée la question de la création d'un asile d'aliénés dans notre département, il en est qui ne sont point évidemment du ressort direct de notre compagnie. Nous laisserons donc de côté ce qui a trait aux parties purement financière et administrative, pour nous renfermer exclusivement dans la partie vraiment scientifique de la question : nous n'examinerons ensemble, si vous le voulez bien, que la théorie, laissant à qui de droit le soin d'aviser aux meilleurs moyens pratiques. Tel nous semble du moins le rôle véritable d'une société scientifique ; sur ce terrain seul, notre compétence est complète, et notre parole, qui n'a pour but que d'être l'expression aussi fidèle que possible de la vérité, aura une liberté d'allure qui doit tourner au profit de la cause que nous défendons.

Pour mettre dans cette étude un ordre nécessaire à la clarté du sujet et à la facilité de la discussion, j'examinerai d'abord brièvement et à un point de vue général, ce qu'est un asile d'aliénés, quel doit être son but, je jetterai un coup d'œil rapide sur la législation actuelle relative aux aliénés, et après avoir discuté les avantages du système en vigueur, montré les inconvénients des asiles trop nombreux ou trop éloignés, prouvé, les chiffres en main, l'augmentation toujours croissante des infortunes à soulager, il ne me restera que la tâche facile de tirer de ces données générales, des conséquences à appliquer au cas particulier qui nous occupe.

« Un asile en général, dit le docteur Le Menant des Chesnais, est un refuge offert au malheur, où ceux qui souffrent sont assurés de trouver un adoucissement, un allégement au poids de leur douleur, des consolations diverses propres à tempérer l'amertume de leurs chagrins. Un asile d'aliénés en particulier, est un de ces refuges destinés aux plus déshérités des hommes, à ceux que les déceptions, les mauvaises passions, les maladies, les chagrins de toute sorte, les catastrophes soudaines ont privé de l'usage de la raison, de la liberté, et dégagés de toute responsabilité. »

Quand on songe, Messieurs, au triste sort réservé jusqu'à la fin du siècle dernier, aux malheureux aliénés, vis-à-vis desquels, pour se prémunir des dangers qu'ils pouvaient faire courir, la société n'avait trouvé d'autre remède que les chaines, d'autre demeure que les prisons et les maisons de force ou de correction, on se sent pris d'une immense pitié. Esquirol, parlant sur le sort des aliénés il y a 40 ans, ne craint pas de tracer le tableau suivant : « Ils sont couverts de haillons, n'ayant que de la paille pour se garantir de l'humidité du pavé. Ils sont grossièrement nourris, privés d'air, d'eau, des choses les plus nécessaires à la vie. Ils sont livrés à de véritables geôliers, abandonnés à toute leur brutalité : ils sont dans des réduits étroits, sales, infects, sans air, sans lumière, enchaînés dans des antres où l'on craindrait de renfermer des bêtes féroces que le luxe des gouvernements entretient à grands frais dans les capitales [1]. »

Ce sera certainement un éternel honneur pour notre siècle, et non l'un des moins grands, d'avoir compris que ces misères sans nom avaient droit à des secours tout particuliers, et que pour soulager ces infortunes grandes entre toutes, la société devait faire appel à des dévouements nouveaux. A la voix émue de Pinel, d'Esquirol et de leurs dignes successeurs, commencent à surgir de toute part en France ces demeures spéciales où l'aliéné, tout en étant placé dans l'impossibilité de nuire à ses semblables, trouve réunis tous les moyens les

[1] Esquirol., *des Établissements d'aliénés en France.*

plus propres à opérer la guérison, si elle est possible, et si elle ne l'est pas, tous les soulagements, tous les adoucissements que peut apporter au malheur l'esprit de charité et de dévoûement.

Partout, dit Parchappe, dans son excellent article sur les aliénés (*Dict. des Sc. méd.*), on reconnaît la nécessité de protéger à la fois la société et l'aliéné par la régularisation légale des mesures de séquestration que l'état dangereux impose, et d'exercer à l'égard des aliénés une action de bienfaisance, en leur assurant des moyens efficaces de traitement curatif et des conditions d'existence appropriées à leur état. Partout on a principalement compté pour atteindre ce triple but sur la fondation d'asiles d'aliénés institués pour leur organisation matérielle, administrative et médicale, de manière à en atteindre la plus sûre et la plus complète réalisation. Et partout on a admis que de telles conditions pouvaient être surtout obtenues dans des établissements publics. Aussi est-ce par la création et par le perfectionnement incessant des établissements publics que la réforme s'est manifestée dans toute sa puissance et toute son efficacité.

Ces principes, Messieurs, sont ceux qui ont guidé le législateur dans la loi de 1838, si remarquable à tous égards, quoiqu'on en ait dit : ce sont eux aussi qui ont inspiré les règlements du 18 décembre 1839.

La législation française ne consacre l'obligation absolue du secours dans un établissement spécial que pour les aliénés dangereux, mais elle établit, ainsi que vous allez le voir, une sorte d'obligation morale de venir en aide à l'aliéné curable, et laisse seulement facultative la décision à prendre pour les autres catégories d'aliénés. Permettez-moi, Messieurs, de vous citer les paroles des deux rapporteurs de la loi devant la chambre des pairs et devant celle des députés :

« Si, disait M. de Barthélemy, les aliénés ne doivent pas

être placés dans des maisons de répression et confondus avec les criminels , leur place ne doit pas être marquée non plus dans les hôpitaux généraux où souvent ils sont négligés et ne reçoivent pas un traitement approprié à leurs maux. Dans les hospices les aliénés étant incommodes aux autres malades, on n'est que trop disposé aux contraintes gratuites et à des encellulements divers. L'hospice spécial, par son personnel nombreux et expérimenté, inspire une salutaire influence…. La loi reconnaissant donc l'utilité d'établissements spéciaux, doit avoir pour but de les multiplier. »

« Le devoir du gouvernement, dit M. Vivien , ne s'arrête pas aux aliénés dangereux; il en est d'autres dont la condition est trop déplorable pour qu'ils ne menacent point la sécurité des citoyens, pour que la société ne leur vienne pas en aide; tous ceux aussi qui sont en proie au premier accès d'un mal que l'art peut dissiper , doivent être admis à recevoir les secours de la science, et quand, sur tous les points du territoire des hôpitaux sont ouverts aux diverses maladies qui affligent l'humanité, la plus cruelle ne saurait être privée de ce bienfait. » Et plus loin : « Des mesures doivent être prises pour que tous les aliénés dont la raison n'est point irrévocablement détruite , obtiennent un traitement immédiat et complet; après avoir pourvu à cette nécessité, les départements pourront admettre dans leurs établissements les autres aliénés, avec toutes les restrictions propres à empêcher que leur nombre ne soit un obstacle à l'admission des malades en traitement. »

Je vous demanderai , Messieurs , la permission d'insister un peu sur ce point , l'un des plus importants et aussi des plus délicats, puisque de sa saine interprétation découlent les règles qui doivent nous guider pour l'admission de l'aliéné dans un asile. C'est de la pratique journalière, et comme il peut y avoir à ce sujet divergence dans les opinions, il est de notre devoir d'élucider la question autant que possible, et de vous apporter sur ce point une solution nette et précise.

La loi, avons-nous dit, est absolue pour l'internement de l'aliéné dangereux: ici donc pas de difficultés, expliquons-nous toutefois sur ce que l'on doit entendre par aliéné dangereux.

« C'est le cas de toute espèce, de toute forme, de tout degré de l'aliénation mentale, quand le délire implique chez l'aliéné une tendance expresse aux agressions contre les personnes et les choses (suicide, homicide, blessures, coups, destruction, vol, incendie, etc.) et aux actes propres à troubler la tranquillité publique (cris, tapage nocturne, vagabondage, etc.) ou aux offenses à la morale publique (actes et paroles obscènes, atteintes aux mœurs, etc.).[1] » L'état dangereux n'existe donc pas seulement dans le délire aigu du maniaque, il peut tout aussi bien exister sous l'apparence tranquille du lypémaniaque, ou simplement bruyante de l'idiot ou de l'imbécille; vous avez encore présent à l'esprit ce fait, rapporté par un de nos confrères, de cet aliéné qui n'avait pu être admis dans un asile, par cela seul qu'il ne se livrait à aucun acte de violence, et qui, à peine rentré chez lui, invitait sa jeune enfant à être témoin de la manière dont se faisaient les enfants. Il y a quelques jours à peine, on me présentait un jeune garçon, atteint d'imbécillité consécutive à d'anciennes convulsions. A le voir on eut dit simplement avoir devant soi le plus insupportable bambin de son âge : mais sous l'influence d'un mouvement d'impatience ce malheureux saisissait un couteau et en aurait frappé sa petite sœur, si l'on n'était arrivé à temps pour empêcher peut-être un crime. La fréquence des catastrophes tragiques de suicide, d'homicide, d'incendie, d'attentats aux mœurs, ré-

---

[1] Parchappe, *loc. cit*.

connaissant des aliénés pour auteur, n'est-t-elle pas là pour attester que ce n'est pas par excès d'extension que pêchent les applications de la séquestration légale aux aliénés réellement dangereux ? Nous ne saurions donc, Messieurs, apporter une trop sérieuse attention à l'examen des divers actes de l'aliéné avant d'être autorisé à conclure qu'il n'est point dangereux.

J'ai dit qu'à côté du texte de la loi qui prescrit les mesures à prendre d'office contre l'aliéné dangereux, l'esprit de la loi imposait en quelque sorte à la société l'obligation morale de placer dans les asiles l'aliéné curable. Il n'est pas besoin, Messieurs, d'avoir vieilli longtemps dans la pratique, pour reconnaître bien-vite l'immense difficulté, je dirai presque l'impossibilité à peu près absolue de traiter avec quelques chances de succès l'aliéné au sein de sa famille. Je ne parle pas seulement ici de la difficulté qu'on éprouve à avoir à sa disposition dans la pratique civile, les moyens matériels d'appliquer un traitement médical complet; mais qui ne sait que s'attaquer à la cause, quand cela est possible, est le moyen thérapeutique par excellence, et si le vieil axiôme : *Sublatâ causâ, tollitur effectus*, s'applique à toute espèce de maladie, n'est-il pas plus que jamais nécessaire de l'appliquer au traitement de l'aliénation mentale ? Comment, en effet, espérer voir disparaître une affection morale sans cesse alimentée par les causes qui lui ont donné naissance, et qui le plus souvent par la continuité de leur action ne font qu'aggraver le mal ? N'est-il pas nécessaire pour en triompher de sortir le malade de ce milieu où il rencontre à chaque pas les objets capables d'éveiller en lui les souvenirs les plus tristes, les plus pénibles ou les plus dangereux : qui ne sait du reste combien l'autorité est nécessaire pour diriger la volonté ou les caprices de ce pauvre être sans raison ? Est-ce dans la famille qu'il trouvera cette autorité douce et ferme qui sait faire obéir sans jamais céder ? Et n'est-il pas à craindre d'autre part que le spectacle désolant d'une si grande infortune n'exerce la plus fâcheuse influence sur d'autres membres de la famille ? L'hérédité, on le sait, joue un grand rôle dans l'étiologie de l'aliénation mentale ; si donc dans une famille nombreuse, un des membres venait à devenir aliéné, ne craindrait-on pas d'exposer à pareil malheur les autres membres de cette famille, par suite de l'exemple ou de l'imitation dont la puissance pour la production des affections nerveuses ne saurait être niée.

Mais si l'aliéné ne peut recevoir dans sa famille les soins nécessaires à sa guérison, peut-on espérer mieux de son placement dans les hôpitaux ou hospices généraux ? En vous citant textuellement tout à l'heure des paroles de l'honorable M. de Barthelemy, j'ai répondu par avance à cette question. Sans doute l'internement dans un hôpital offre l'avantage de soustraire le malade à son milieu habituel, de le soumettre à une certaine autorité, mais en général la mauvaise disposition des locaux consacrés dans ces hospices au service des aliénés, la répulsion qu'ils inspirent aux autres malades pour qui ils sont un objet de crainte et de terreur ou de raillerie et de mépris ; d'autre part, le personnel insuffisant, et souvent inexpérimenté des infirmiers, et la tendance trop commune, une fois la visite du médecin terminée, de recourir, à la moindre incartade de l'aliéné, à la camisole de force ou au séjour aux cabanons, toutes ces raisons établissent que l'hôpital général ne saurait être un lieu convenable pour le traitement régulier de la folie.

L'installation et le personnel de nos hôpitaux ne permettent donc que d'une manière fort incomplète le véritable traitement curatif de la folie.

Du reste, la loi de 1838 est formelle à ce sujet et ne tolère pas le séjour ni le traitement des aliénés dans les hôpitaux, à moins que ceux-ci n'aient un quartier spécial póur un assez grand nombre d'aliénés, et alors c'est un petit asile au sein de l'hôpital, ou qu'ils ne soient des hôpitaux d'observation, et alors une fois la folie constatée, les malades doivent être envoyés dans les asiles.

Si l'aliéné ne peut être traité ni dans la famille, ni dans les hospices généraux, le confiera-t-on, comme on l'a proposé et comme cela a lieu dans certains pays, à des familles étrangères? Sans nier d'une manière absolue, que certaines formes d'aliénation puissent bien se trouver de cette liberté et de cette vie de famille et de travail des champs, je ne crains pas d'affirmer que la plupart des raisons que j'ai fait valoir tout à l'heure contre le traitement au sein de la famille ou dans l'hospice, subsistent intactes et s'appliquent exactement à ce dernier mode de placement. Les limites restreintes de ce rapport ne me permettent pas de m'étendre longuement sur cette partie de la question ; je vous demanderai cependant, Messieurs, la permission de vous dire un mot de la colonie de Gheel, en Belgique, qui peut être regardée comme le modèle des institutions dont nous venons de parler en dernier lieu. Cette colonie, tout à fait exceptionnelle, a des admirateurs enthousiastes, comme des détracteurs passionnés. Nous tenant à égale distance des uns et des autres, disons simplement ce qu'il en est, et demandons à un esprit d'impartiale critique ce qu'il peut y avoir de réellement pratique dans cette institution. Les renseignements suivants sont extraits d'un rapport du docteur Bulkens, médecin inspecteur de la colonie (Bruxelles 1861) cité par M. Brierre de Boismont:

« Gheel et ses dix-sept hameaux situés dans la Campine, au milieu des bruyères, présentent un périmètre de neuf lieues, une population de 11,000 habitants, parmi lesquels 617 chefs de famille, appelés hôtes ou nourriciers, ont la mission de recevoir des aliénés. Le choix du nourricier dépend de son aptitude à soigner telle ou telle catégorie de malades, de son intelligence, de ses qualités morales, de la composition de sa famille, de la disposition et de l'aménagement de son habitation.

» Le nombre des aliénés placés actuellement dans cette partie de la Campine s'élève a 800., sur lesquels il y en a 511 d'occupés et 289 d'oisifs. Ces 800 malades sont répartis entre 4 sections , d'après la classification adoptée il y a quelques années, et qui a eu des résultats avantageux.

» Le village qu'on pourrait bien nommer la ville de Gheel, car sa population s'élève à 7000 habitants, et les hameaux limitrophes sont réservés aux aliénés dociles , tranquilles , propres, ou qui réclament des soins spéciaux et continus.

» Dans les hameaux plus éloignés se trouvent les imbécilles les idiots malpropres , les maniaques , les déments agités et les paralytiques.

» Les hameaux sans cours d'eau reçoivent les épileptiques.

» Enfin les aliénés violents, turbulents, indécents, non soumis à des mesures disciplinaires, sont envoyés dans le hameau de Winkelóm , entouré de bruyères , et composé comme l'était primitivement Gheel, de petites fermes isolées. »

Ce système , qui a pour caractère tranché le traitement de l'aliéné à l'air libre et dans la famille individuelle , ce que M. Bulkens a appelé le patronage familial , est donc un fait parfaitement établi , et qui date de plusieurs siècles : Mais est-il susceptible d'être généralisé et n'a-t-il pas de sérieux inconvénients? M. Ferrus les a sans doute exagérés, quand il dit : « Voici ce que j'ai vu à Gheel en 1849 : on place le malade dans une famille, il est confiné dans le fond d'une pièce avec un entourage de planches, et un cadenas dans la nuit. On le fait lever et on lui dit : Vous pouvez aller vous promener. Il n'y a pas de visites régulières du médecin, il est nourri grossièrement ; de sa liberté à travers la campagne résultent les actes les plus immoraux et la procréation de nombre d'enfants. A mon arrivée là bas, le bourgmestre de Gheel venait d'être tué par un aliéné. Le malade est, je le répète, mal nourri, mal logé, souvent il est battu. Dans chaque maison se trouvent, en cas de besoin, des menottes et des fers... Le traitement est nul » (*Ann. méd. psych.*, 5ᵉ sect., t. VII, p. 108). Ainsi s'exprimait en 1849 l'aliéniste éminent qui fonda le premier en France, le travail a l'air libre dans la ferme Ste-Anne, près de Bicêtre. Aujourd'hui, l'état des choses a bien changé, la surveillance exercée par l'État a amené de nombreuses améliorations ; le docteur Guislain, rapporteur de la commission supérieure d'inspection des établissements d'aliénés en Belgique, après avoir signalé les avantages et les inconvénients de la colonie, insiste surtout sur la création d'une infirmerie qu'on n'a cessé de demander, et dont les médecins de tous les pays ont démontré l'utilité. Selon lui cette construction doit être la première pierre et la base d'un établissement complet dont les fermes des nourriciers deviendraient les succursales. On réunirait et on combinerait ainsi les conditions et les avantages des deux systèmes de la séquestration et de la liberté en les dégageant l'un et l'autre de ce qu'ils peuvent avoir de trop exculsif et de trop absolu. Qui ne voit que la colonie ainsi modifiée ne serait qu'une sorte d'asile mixte, que prônent du reste, un certain nombre d'excellents esprits ? Quelques essais en ce sens ont été entrepris en France[1], mais si l'on voulait généraliser le système, que de difficultés ne rencontrerait-on pas ? Où placer ces colonies ? Évidemment loin des villes, dans les provinces où le sentiment religieux s'est conservé, où les communications sont peu faciles, où la disposition des terrains est de nature à s'opposer aux évasions, où le prix du sol est à bon marché, etc. Tandis qu'à

[1] Établissement de Fitz-James, près Clermont (Oise).

Gheel se succèdent depuis des siècles des familles qui ont pris l'habitude de soigner les aliénés, où trouver en France, ces infirmiers nés ? Or, ces tentatives ne sauraient être que très-limitées au début, très-lentes dans leurs réalisations, et soulèveraient d'ailleurs l'inquiétude, l'effroi, l'opposition, la malveillance parmi les voisins. [1] » Laissons donc à l'avenir, comme le demande M. Falret, le soin de déterminer le point précis où se trouvera la solution la plus pratique de ce difficile problème : la plus grande somme possible de liberté à accorder aux aliénés sans nuire à leur bien-être, à leur sécurité, à leur traitement ? Et bornons-nous à faire observer que si actuellement en France on voulait appliquer ce système sur une échelle un peu large, toute surveillance deviendrait bientôt presque impossible, et les abus les plus criants ne tarderaient pas à se produire ; mais il est un fait qui vient à mon avis trancher la question d'une manière nette : c'est la proportion du nombre des guérisons obtenues dans la colonie de Gheel en Belgique, qui peut être regardée comme le modèle des institutions dont nous venons de parler en dernier lieu comparée avec la proportion des guérisons obtenues dans les asiles de Belgique ou de France. Or, tandis que les guérisons dans les asiles atteignent le chiffre de 30 pour 0/0, à Gheel, elles ne s'élèvent qu'à 18 pour 0/0 et avant la réforme de cette institution, elle n'était que de 11 pour 0/0. La statistique vient donc ici établir d'une manière irréfutable, ce que les plus simples notions du bon sens faisaient pressentir avec une égale certitude.

Donc au nom de l'humanité, c'est un devoir sacré pour la société et pour les familles de faire soigner l'aliéné curable, le plus tôt possible, dans les asiles spécialement consacrés à cette destination.

---

[1] Brierre de Boismont, *Annales d'hygiène*.

Enfin, Messieurs, il est une autre catégorie d'aliénés pour lesquels le placement dans les asiles est purement facultatif et subordonné aux exigences souvent impérieuses du possible.

Je veux parler des aliénés incurables et nullement dangereux. Quand la famille a des ressources à peu près suffisantes pour garder l'aliéné, c'est à elle à coup sûr, aidée s'il le faut par l'assistance publique, qu'incombe le devoir d'entourer de ses soins et de son affection le malheureux pour lequel la science n'a plus de ressources. C'est aussi à cette catégorie exclusivement, que quand pour une raison ou pour une autre, le placement dans la famille ne peut être maintenu, on pourrait rationnellement appliquer la mesure du placement des aliénés dans des familles de cultivateurs ou d'artisans, chargés à prix d'argent de leur surveillance et de leur entretien, à l'imitation de ce qui se passe à Gheel. Mais quand la famille fait défaut, je n'hésite pas à regarder ici encore comme bien préférable le placement dans les asiles, auxquels pourront être annexées par la suite des colonies ou des fermes agricoles destinées spécialement à certaines catégories d'aliénés. Permettez-moi, Messieurs, de vous citer encore à ce sujet quelques lignes de M. Parchappe : « Dans les asiles de premier ordre, ceux où la constitution matérielle, le traitement médical et moral, les services économiques et l'organisation du travail ont reçu les développements et les perfectionnements que comporte la psychiâtrie dans la plus large et la plus complète étendue du mot et de la chose, et, grâce à la persévérance des hommes qui ont voué leur vie à la sainte cause des aliénés, le nombre de ces asiles déjà considérable, augmente de jour en jour, il y a pour l'aliéné inoffensif et non dangereux, plus de bien-être à tous les points de vue, qu'il n'en peut trouver au foyer des familles étrangères, même les plus morales et les plus dévouées.

» Rien ne ressemble moins à une prison qu'un de ces asiles,

et en vérité, il faut ne pas les connaître pour ne pas admettre qu'ils réalisent en fait, toutes les conditions de liberté qui sont utilement compatibles avec l'état d'aliénation mentale.

» Quelle famille de cultivateurs ou d'artisans oserait-on comparer, pour le dévouement éclairé, pour les soins affectueux, aux médecins, aux directeurs, aux religieuses de nos asiles ?

» Les congrégations religieuses réalisent tout ce qu'il est permis de désirer de mieux pour la surveillance des quartiers de femmes. Tout ce qu'on peut attendre du cœur de la femme en dévouement affectueux et en soins compatissants, délicats, éclairés, on l'obtient des religieuses, dans des conditions d'abnégation personnelle, et avec des garanties de moralité qu'on ne trouve nulle part à un aussi haut degré. »

Lors donc qu'il est du devoir de l'assistance publique d'intervenir pour secourir l'aliéné tranquille et non dangereux, ce qu'elle a de mieux à faire, quand la famille ne peut la charger est encore de le placer dans un asile. Or, Messieurs, ce devoir de l'assistance publique est plus étendu qu'il ne paraît au premier abord. Non seulement en effet on ne peut compter sur aucun travail sérieux de l'aliéné capable de pourvoir à sa subsistance : mais dans les familles peu aisées, il devient bientôt cause de ruine totale, et alors ce n'est plus l'aliéné seul, mais la famille entière qu'il faut secourir. Est-ce dans une famille d'ouvriers ou de cultivateurs que pourront être donnés tous les soins d'hygiène et de propreté que réclame un si grand nombre de ces malheureux ? Donc, Messieurs, le placement le plus large possible des aliénés dans les asiles est réclamé au nom de la charité et de l'assistance publique comme au nom de l'humanité et de l'intérêt social. Mais l'asile, tel qu'il existe actuellement réalise-t-il toutes les conditions que l'on est en droit de réclamer en faveur de l'aliéné ? Sans doute rien n'est parfait dans ce monde ; l'asile, tel que je viens de vous le faire entrevoir, est en quelque sorte l'asile idéal : il doit être le modèle vers lequel doivent tendre tous les efforts, mais pour arriver au but, de nombreuses améliorations successives devront encore être apportées de jour en jour à l'administration de ces établissements ; quoiqu'il en soit, il me semble résulter clairement des considérations dans lesquelles nous venons d'entrer, que sous bien des points de vue l'asile est supérieur au maintien dans les familles, au placement dans les hôpitaux, ou dans les colonies spéciales.

« Les habitudes d'ordre, de régularité, de propreté, de soumission, de sobriété jointes aux conditions favorables d'un régime alimentaire et d'une habitation salubre, constituent déjà au point de vue du traitement moral de grandes et efficaces ressources. Et où trouver ailleurs que dans un asile l'ensemble de ces moyens qui constituent le traitement moral général de la folie, et qui consistent dans l'emploi judicieux des secours de la religion, dans le développement et l'appropriation du travail, dans la création des moyens de distraction par les jeux, les récréations, les promenades intérieures et extérieures, par les exercices intellectuels et en commun, enseignement primaire, chant, messes en musique, concerts, musique instrumentale, dans la régularisation des relations de famille et d'amitié, dans l'institution d'une discipline morale appropriée à l'homme dans l'état d'aliénation mentale [1]. » Je ne puis faire que mentionner l'évidente supériorité de l'asile pour tout ce qui touche à l'entretien matériel du malade et à la réunion de tous les moyens thérapeutiques les plus variés par lesquels la science s'efforce de lutter contre un mal aussi cruel. D'où vient donc que depuis quelques années surtout, il soit devenu de mode,

---

[1] Parchappe, *loc. cit.*

de dénigrer plus ou moins ouvertement et même d'attaquer avec violence le système des asiles ? Il est vraiment étrange de voir cette incroyable tendance de l'esprit humain à discourir sur les choses qui lui sont le moins connues ; et ce n'est jamais sans un profond sentiment de tristesse et de pitié que j'ai lu ces diatribes de certains organes de la presse politique. « Si les journalistes étaient plus attentifs à ce qu'ils écrivent, dit M. Linas, ils auraient trouvé dans leurs propres colonnes, soit aux faits divers, soit aux comptes rendus judiciaires, la plus éclatante réfutation des doctrines ultraphilanthropiques pompeusement étalées sur la première page. » On a durement reproché à la loi de 1838 de ne pas prendre suffisamment soin de la dignité humaine, ni de la liberté individuelle, et d'ouvrir largement la porte aux abus les plus condamnables. Y eut-il abus, quelle est donc l'institution humaine, si respectable soit elle, qui n'ait les siens ? Et suffit-il pour avoir le droit de crier à l'abus, de s'en rapporter à la parole du premier pamphlétaire venu ? Oui, il est vrai, la loi de 1838 a chargé les médecins de ce qu'eux seuls étaient capables de faire, mais a-t-elle pour cela négligé les précautions nécessaires contre la possibilité de l'erreur ou même de connivences passionnées ou coupables ? « Elle a interdit [1] aux médecins attachés par un intérêt de relation avec les établissements, de parenté avec les personnes qui demandent l'admission, la faculté d'intervenir par un certificat dans le fait du placement. Elle a soumis l'allégation du médecin qui a motivé l'admission au contrôle, à la vérification, à l'infirmation d'autres médecins. Et quant au fait lui même de la séquestration, elle l'a soumis à la surveillance, au contrôle des procureurs impériaux, des présidents de tribunaux, des juges de paix, des maires, des préfets, des membres de

---

[1] Parchappe, *loc. cit.*

commissions de surveillance, des délégués du préfet et du ministre de l'intérieur, inspecteurs départementaux et inspecteurs généraux : elle l'a subordonné (art. 14) à la volonté des membres de la famille, même des amis, et à la décision des tribunaux. Enfin l'article 41 édicte pour les contraventions aux diverses prescriptions de la loi commises par les chefs, directeurs ou préposés responsables et les médecins des établissements publics ou privés, la peine d'un emprisonnement de cinq jours à un an, et d'une amende de 50 à 3000 francs, ou de l'une ou de l'autre de ces peines. Sur 200,000 admissions d'aliénés, continue l'éloquent médecin à qui j'ai fait de si nombreux emprunts, qui ont eu lieu depuis 25 ans, comptez je vous prie, les cas d'abus; consultez les annales de la justice, et même les publications quotidiennes de la presse. Vous n'y trouverez pas une infirmation de ce que je suis en position et en droit d'affirmer : c'est que, sous le régime de la loi de 1838 en France, il n'y a rien de plus rare qu'une séquestration non motivée par un état réel d'aliénation mentale, si ce n'est une prolongation de séquestration non justifiée par la persistance de l'état de maladie. »

Il n'est aucun d'entre nous, Messieurs, j'imagine, qui ne joigne sa protestation à celle de tous les médecins aliénistes pour repousser les calomnies que l'on a tenté d'accumuler sur leur tête ; notre profession, Messieurs, peut avoir ses travers, mais il est une qualité au moins qu'on ne saurait généralement lui refuser, c'est l'indépendance, et elle tient à singulier honneur de la conserver intacte.

Entends-je dire pour cela que la loi de 1838 n'est susceptible d'aucune amélioration ? Les hommes compétents ont été les premiers à signaler les défauts qu'elle renferme, et il est bien à croire que là comme ailleurs, si la loi est bonne en elle-même, dans son application elle laisse souvent à désirer.

La surveillance est-elle assez précise? Par cela seul qu'elle incombe à trop de personnes, chacun ne tend-il pas à s'en décharger? L'avenir se chargera d'apporter là les modifications reconnues nécessaires, mais je n'ai pas à m'en occuper ici : tout ce que je tenais à établir c'est que nul reproche sérieux ne saurait être adressé à l'asile en général.

Mais il est certaines conditions que l'asile doit remplir, s'il tient à s'acquitter fidèlement du but qu'il s'est proposé. Entre toutes, l'une des plus importantes, je dirai plus, la condition en quelque sorte essentielle et fondamentale, est de ne pas renfermer un nombre trop considérable de malades. En principe, il est admis par les médecins aliénistes eux-mêmes que le nombre des malades à admettre dans un asile doit dépasser 300 et peut atteindre 500 ; au delà de ce chiffre, l'unité dans la direction médicale n'est plus possible, les malades trop nombreux ne sauraient être convenablement examinés ; ils échappent à toute surveillance de la part des diverses personnes chargées de ce soin par la loi, et à qui il est matériellement impossible de s'acquitter de leur mission d'une manière complète, quand elles arrivent en face d'une population presque égale à celle d'une petite ville ; mais si par suite de circonscriptions territoriales trop étendues la population s'accumule dans certains asiles d'une manière démesurée et s'élève jusqu'au chiffre abusif de 1000 et 1200 à 1500 malades, on ne doit voir dans ces institutions qu'une anomalie des plus regrettables et non une solution. La solution vraie consiste à favoriser la création de nouveaux asiles ; et il faut espérer que le moment n'est pas éloigné, où suivant le vœu de la loi, chaque département aura le sien. Des études récentes ont montré combien les petits hôpitaux disséminés étaient préférables, pour la guérison des malades, à ces grands et splendides hospices, véritables palais dont s'enorgueillissent nos grandes cités.

La même vérité, dans une certaine mesure, s'applique aux asiles.

Pour en terminer, Messieurs, avec ces considérations générales, j'emprunte à un récent et remarquable article de M. Bouchard, qui a paru dans la *Gazette Hebdomadaire*, les documents statistiques suivants : « Il existe en France 103 établissements consacrés au traitement des aliénés. On compte sur ce nombre 61 asiles publics et 42 établissements privés, 25 départements sont dépourvus d'asiles aussi bien privés que publics, et sont obligés d'expatrier leurs aliénés dans des établissements de départements voisins. Cet éloignement qui empêche les aliénés de recevoir les visites de leurs parents, qui enlève à la famille toute surveillance et toute garantie, crée une situation fâcheuse, immorale, contraire à l'humanité, que des motifs impérieux d'économie ont pu imposer provisoirement, mais que l'on doit s'efforcer sans cesse de modifier. Il faut que *chaque département arrive à avoir au moins un asile public*. On réclame aujourd'hui cette multiplication des asiles comme un bienfait, le nombre toujours croissant des aliénés en fera bientôt une nécessité. La population des asiles était au 1er janvier 1835 de 10539 aliénés, 26 ans plus tard, au 1er janvier 1861, le nombre avait triplé, elle était de 30239. Le nombre des admissions qui était en 1835 de 5947 a atteint en 1860 le chiffre de 10785. » Sans doute cette proportion effroyable de l'augmentation de la population des asiles n'indique pas que la folie se soit accrue dans la même proportion. Mais prenons le fait tel qu'il est, et ne nous berçons pas du chimérique espoir de voir de longtemps baisser ce chiffre.

Quand on jette un coup d'œil sur les causes principales de l'aliénation mentale, et d'autre part sur l'état actuel de notre société, ce serait se faire une étrange illusion, que de compter sur une diminution sensible des secours à donner aux aliénés : ce serait rêver le retour de l'âge d'or, alors que d'après le poëte, l'âge de fer est depuis longtemps arrivé.

Nous voici parvenus, Messieurs, au terme de la longue route que nous avions à parcourir ensemble. J'ai tenu à ne traiter la question que d'une manière tout à fait générale, il ne nous reste plus maintenant qu'à tirer les conclusions rigoureusement renfermées dans ces généralités et à les appliquer au cas particulier. Les asiles, avons-nous dit, sont une bonne institution, il serait souhaitable que chaque département cût le sien : nous sommes au nombre des 25 départements qui n'en possèdent pas. La Moselle renferme dans son sein un grand nombre d'établissements charitables destinés à venir en aide aux diverses infortunes : serons-nous donc un des derniers départements à offrir un refuge à la plus cruelle de toutes les maladies ?

Nous envoyons nos aliénés dans un établissement dont le chiffre de population est beaucoup trop considérable.

Or, Messieurs, je viens précisément de vous faire voir tout à l'heure que l'asile trop nombreux ne réalise plus les conditions de surveillance que l'on est en droit d'exiger. La tendance générale à voir croître dans les asiles le nombre des admissions, se rencontre également chez nous.

M. Warin vous a montré que de 171 malades que nous entretrenions à Maréville en 1854, ce chiffre s'est successivement élevé à 259 en 1861, 283 en 1862, 298 en 1863, 319 en 1864, et 334 en 1865. En créant un asile dans le département, nous sommes donc assurés d'avoir déjà une population indigente plus que suffisante pour le peupler : nous rendrions un immense service aux classes peu aisées, qui paient une pension, mais à qui l'éloignement ne permet pas d'aller visiter fréquemment des êtres toujours chers, quoique malheureux; les ressources créées par les pensionnaires à l'aise et par le travail des aliénés permettraient de diminuer les dépenses énormes qui incombent au département : nous avons donc le ferme espoir que dans un prochain avenir, l'administration départementale, jalouse de voir notre département ne pas rester trop en arrière dans la voie du progrès, ne tardera pas à créer un asile public d'aliénés ; ce sera pour elle un honneur de le faire, et un titre de plus à la reconnaissance des populations.

Nous avons donc l'honneur, Messieurs, de vous proposer l'adoption de la conclusion suivante :

La société des sciences médicales de la Moselle regarde comme bonne, utile et nécessaire dans un temps peu éloigné, la création d'un asile public d'aliénés dans le département de la Moselle.

MICHAUX, *Rapporteur*.

www.ingramcontent.com/pod-product-compliance
Lightning Source LLC
LaVergne TN
LVHW051138060726
842526LV00006B/2113